Prendre en charge
sa douleur par
l'hypnose

Des moyens simples,
rapides et efficaces

Benoît Boisvert

Relation d'aide, hypnose et PNL
Enseignant, conférencier et
formateur

Prendre en charge sa douleur par l'hypnose

Des moyens simples,
rapides et efficaces

Développement
personnel

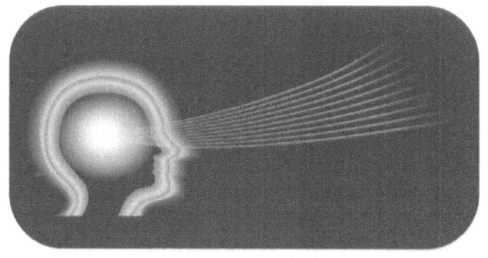

Les Éditions Benoît Boisvert

Illustration et conception de la page couverture : Benoît Boisvert

Mise en page : Dominique Thomas

Révision linguistique : Dominique Thomas, La Langagière

Adresse électronique de l'auteur :
info@benoitboisverthypnotherapeute.com

Site Internet de l'auteur :
http://benoitboisverthypnotherapeute.com

Table des matières

Présentation de l'auteur

Originaire des Basses-Laurentides, Benoît fait ses études en sciences humaines, option psychologie. Il se dirige ensuite à l'Université du Québec à Montréal (UQAM) en enseignement en adaptation scolaire et sociale.

Il travaille dans le milieu de l'éducation durant plus de 20 ans comme enseignant en adaptation scolaire au secteur régulier, au primaire et au secondaire; comme directeur adjoint au secondaire ainsi que comme conseiller pédagogique en univers social et en adaptation scolaire. Il pratique aussi l'orthopédagogie en bureau privé, et ce, depuis plusieurs années.

Benoît participe durant quatre ans à un projet de recherche entre l'Université du Québec à Trois-Rivières et le ministère de l'Éducation, du Loisir et du Sport, où il collabore à l'écriture de trois livres et participe à la rédaction de plusieurs situations d'apprentissage et d'accompagnement. Durant ces quatre années, Benoît réalise plus de 600 animations et accompagnements auprès des différents membres du personnel scolaire de la province du Québec.

Benoît travaille maintenant comme hypnothérapeute et offre la PNL (programmation neurolinguistique) dans un cadre privé, en plus d'enseigner l'hypnose. À l'occasion, il fait aussi de la suppléance dans certaines écoles.

Formé par l'Ordre des psychologues du Québec, il accompagne des personnes transidentitaires dans leur transition. Militant pour la défense des droits de la communauté LGBT, il donne aussi des conférences à l'UQAM en sexologie portant notamment sur la façon d'accompagner des personnes transidentitaires dans leur transition. Il éduque des jeunes en milieu scolaire au secondaire sur la réalité des personnes transidentitaires et aide les cadres de certains milieux scolaires à accompagner des jeunes et des adultes transidentitaires à réaliser leur transition.

Benoît a toujours œuvré auprès de personnes différentes socialement, autant des enfants que des adultes. Il a à cœur la réussite pour tous, indépendamment de ce qui caractérise la personne, car pour lui,

8

tout le monde a les mêmes droits et la même valeur.

Prendre en charge sa douleur par l'hypnose : Par des moyens simples, rapides et efficaces est l'aboutissement de plusieurs accompagnements par hypnose réalisés depuis quelques années.

Remerciements

Je voudrais remercier toutes les personnes qui m'encouragent au quotidien à poursuivre mon accompagnement en relation d'aide, par l'hypnothérapie ou la PNL, ainsi que tous mes clients qui contribuent à enrichir ma pratique.

Avant-propos

Dans ce livre, vous trouverez des réponses à plusieurs de vos questions concernant la prise en charge de vos douleurs.

Que vous pensiez aux douleurs chroniques, à la fibromyalgie, à l'arthrite et même au côlon irritable ou à la maladie de Crohn, il y a une solution possible : l'hypnose.

Vous serez à même de voir les bienfaits que procure l'hypnothérapie dans la prise en charge de la douleur.

Vous pourrez utiliser ce livre comme ressource pour expérimenter des techniques et des stratégies favorisant la détente ainsi que la diminution et la maîtrise de la douleur. Cet ouvrage vous aidera à augmenter vos moyens internes de soulagement.

Vous pouvez changer votre vie.

L'hypnose est à votre portée!

Chapitre 1

Les bienfaits de l'hypnose au quotidien

La douleur est une expérience sensorielle et émotionnelle déplaisante associée à des dommages actuels ou potentiels des tissus.

La douleur est invariablement une expérience subjective. Elle est toujours composée des deux éléments suivants : la sensation et l'émotion.

L'origine de la douleur est soit :

- une sensation corporelle qui évoque une lésion tissulaire réelle ou potentielle;
- un vécu de menace ou un message d'alerte associé à la sensation;
- une expérience déplaisante ou toute autre émotion négative liée à l'état de menace.

La douleur est un signal d'alarme.

Comme la douleur est quelque chose de subjectif, il n'est pas toujours facile d'en avoir une description précise et de bien comprendre ce que l'autre vit. Il faut comprendre que la douleur a aussi une composante affective et émotionnelle, donc unique à chaque personne et circonstance. C'est pourquoi, en tant que thérapeutes, nous ne devons pas douter de ce que le client nous dit, car il s'agit de notre seul outil de travail.

La meilleure façon de mieux connaître la douleur du client est de lui poser des questions telles que :

- La douleur a-t-elle été évaluée par un professionnel de la santé, comme un médecin?
- À quel(s) endroit(s) avez-vous mal?
- Comment pouvez-vous me décrire votre douleur?
- Quelle est l'intensité de votre douleur?
- Etc.

Les résultats d'une étude sur la douleur chronique : un mal qui affecte beaucoup de Canadiens, publiés dans le dernier numéro de 2003 de la revue *Pain*

*Research & Management (La douleur —
Recherche et traitement), r*évèlent de
nouveaux faits importants sur la douleur
chronique chez les adultes canadiens.
Celui qui me préoccupe le plus est
l'augmentation du nombre de personnes
souffrantes. Dans cette étude, plus de
25 pour cent des répondants ont indiqué
qu'ils souffraient de douleur chronique;
cette proportion atteint 40 % chez les
personnes de plus de 55 ans.

Dans ma pratique, je constate que mes
clients sont de plus en plus jeunes.
Souvent, ils ont moins de 16 ans. Les
jeunes sont très réceptifs à l'hypnose et
répondent excessivement bien à ce type de
prise en charge de leur douleur.

En quoi l'hypnose peut-elle vous aider à aller mieux?

**Le traitement de la douleur par
l'hypnose** existe depuis très longtemps.
Avant même la venue de la morphine dans
le milieu médical, on l'utilisait pour
soulager les douleurs des soldats blessés
sur le champ de bataille. On les
hypnotisait afin de réduire leur douleur
lors de l'ablation d'un membre, de

l'extraction d'une dent... L'hypnose est très puissante pour maîtriser les douleurs.

La douleur restreint beaucoup l'autonomie des personnes souffrantes. Souvent, celles-ci perdent leur emploi, voient leur vie basculer et, surtout, perdent le pouvoir sur leur vie.

L'hypnose vous aide à prendre en charge le soulagement de votre douleur à la minute près, aux heures et au quotidien. Cela demande un certain effort de votre part, car il faudra que vous expérimentiez les techniques et stratégies suggérées. Sans votre investissement, rien n'est possible.

Plusieurs techniques s'offrent à vous

Je vous présente brièvement quelques techniques simples, rapides et efficaces.

La visualisation est un outil intéressant vous permettant de vous imaginer dans un autre contexte ou une autre situation qui favorise la diminution et la maîtrise de votre douleur.

La métaphore, quant à elle, vous aide à effectuer des comparaisons sans pour autant nécessiter d'élément établissant une comparaison formelle entre ce qui vous est raconté et votre réalité immédiate.

Les suggestions hypnotiques adaptées aux besoins de chaque personne sont des textes personnalisés qui répondent à la réalisation de votre objectif.

La technique par relâchement musculaire sert à faire relâcher les muscles de tout le corps et à prendre en charge la douleur des muscles plus douloureux.

La méthode par respiration permet de mieux respirer et d'utiliser le souffle pour diminuer les douleurs.

Vous pouvez expérimenter ces techniques aux chapitres 4 et 5 et commencer la prise en charge de vos douleurs.

Plusieurs autres techniques, que je ne peux vous décrire ici, sont utilisées en consultation individuelle, comme la dissociation, la projection, le déplacement et plus encore.

Il vous sera peut-être utile de rencontrer un hypnothérapeute spécialisé en maîtrise de la douleur pour vous guider afin d'obtenir les meilleurs résultats possible.

Chapitre 2

Douleurs chroniques

De plus en plus de personnes sont en souffrance, qu'il s'agisse de douleurs chroniques, de fibromyalgie ou même de douleurs neurologiques. Souvent, ces personnes me consultent après de longues années de douleur et de traitements de toutes sortes. Bon nombre d'entre elles sont aux prises avec des douleurs chroniques, parfois depuis très longtemps. Souvent, des années de souffrance précèdent un diagnostic médical qui, fréquemment, ne donne lieu qu'à très peu de soulagement pour la personne. Heureusement, il arrive que la douleur soit seulement passagère.

Lorsqu'au contraire votre douleur perdure des jours, des semaines, voire des années, et que les traitements ne font pas plus d'effet que cela, alors le désespoir s'installe et vous n'arrivez plus à maintenir une belle qualité de vie. Vous cherchez une solution pour régler votre problème une fois pour toutes et là, et seulement là, vous vous tournez vers l'hypnose pour vous soulager.

À votre plus grande surprise, ça marche. Vos douleurs diminuent, et ce, rapidement. Qu'elles soient causées, par exemple, par une intervention dentaire ou chirurgicale, une maladie en phase terminale, un cancer, un membre fantôme, une crise de zona ou une crise rhumatismale, l'hypnose peut vous aider à les surmonter.

Il est essentiel, dans certains cas, de laisser à la douleur sa valeur de « signal » afin que vous ne vous blessiez pas et que la douleur liée à l'apparition de nouveaux symptômes ou à l'aggravation de votre état soit perçue et signalée. Cette recommandation s'applique particulièrement à la fibromyalgie et au côlon irritable.

Il va de soi que **tout diagnostic médical appartient à votre médecin.** L'hypnothérapeute travaille de concert avec lui afin de favoriser le meilleur accompagnement.

Quels sont les bénéfices secondaires de la douleur?

Souvent, je rencontre des personnes qui me disent vouloir se débarrasser de leur douleur. Quand je leur demande si ces douleurs leur apportent des bénéfices secondaires, leur visage change et devient interrogatif. Je leur explique que le fait d'avoir ces douleurs leur procure certains privilèges :

- un congé du travail;
- une tâche diminuée;
- plus d'attention de la part de la société, de la famille ou des amis et amies;
- une meilleure place de stationnement;
- des tâches de moins à faire dans la maison ou ailleurs :
  - ne pas faire le ménage,
  - ne plus faire la vaisselle,
  - ne pas avoir à donner le bain aux enfants;
- faire porter ses paquets;
- se faire servir par les autres;
- etc.

Quand j'énumère ces bénéfices, certains clients se fâchent et refusent catégoriquement mon discours, et d'autres acquiescent à mes propos. Il arrive parfois même que certains partent fâchés et ne reviennent jamais.

Je me dois de leur dire la vérité, car, trop souvent, ces personnes investissent de l'argent dans différentes approches et n'obtiennent aucun résultat, ce qui a pour effet de nuire à la profession.

Témoignages

« Je souffre d'eczéma depuis ma naissance et maintenant que je vais en hypnose, mes problèmes de peau ont diminué de plus de 75 %, et ce, en peu de temps. Maintenant, je suis moins gênée de montrer mes mains et j'arrive à mieux dormir. Merci, Benoît. »

Maggie, 24 ans

« Merci, Benoît, ma visite chez le dentiste a très bien été. J'ai dit au dentiste d'attendre pour que je me concentre et je n'ai même pas eu peur. »

Mattis, 9 ans

« Je tiens à te remercier de m'avoir aidée à maîtriser mes douleurs en seulement deux rencontres. J'avais passé deux ans à effectuer toutes sortes de tests sans que les médecins trouvent quoi que ce soit. En utilisant les techniques que tu m'as montrées, j'ai réussi à ne plus avoir mal. C'a vraiment été rapide. Cela a changé ma vie. »

Nathalia, 16 ans

Chapitre 3

Fibromyalgie

Les statistiques révèlent que, dans les pays industrialisés, la fibromyalgie touche de 2 % à 6 % de la population. Au Canada, 900 000 personnes en sont atteintes. En France, le ministère de la Santé estime qu'environ 2 % de la population est atteinte de fibromyalgie.

Environ 80 % des personnes touchées sont des femmes. La maladie apparaît souvent entre 30 et 60 ans. Quelques rares cas de fibromyalgie ont toutefois été décrits chez des enfants, sans que l'on soit certain qu'il s'agisse de la même maladie[1].

Le site santepratique.fr explique bien en quoi consiste la fibromyalgie.

La fibromyalgie est une affection caractérisée par une douleur généralisée dans les muscles et les ligaments. Les patients atteints de

---

[1] PasseportSanté.net. S.d.

fibromyalgie ont souvent des difficultés à dormir et ressentent une fatigue chronique, vivent du stress et peuvent subir des accidents ou encore des interventions chirurgicales. La fibromyalgie correspond à une anomalie de la réponse à la douleur, qui est augmentée. Des signes précurseurs peuvent apparaître avant les symptômes[2].

Un symptôme est un trouble ressenti (une douleur) ou observé (une éruption de la peau) par un patient. Il peut aussi s'agir d'un signe observé par le médecin lors de l'examen clinique (une raideur de la nuque, une absence de réflexe...). Un ensemble de symptômes, subjectifs ou objectifs, contribuent à établir ou à orienter le diagnostic d'une maladie[3].

Les symptômes de la fibromyalgie comprennent : une fatigabilité à l'effort, des courbatures, des fourmillements,

---

[2] Santepratique.fr. « Fibromyalgie ». 15 avril 2016. <http://www.santepratique.fr/fibromyalgie.php#ris quesetoriginesdusyndrome>
[3] Santepratique.fr.S.d. <http://www.santepratique.fr/symptome-definition.php>

une mauvaise tolérance au chaud ou au froid et des troubles du sommeil.

Sinon, la fibromyalgie se manifeste par des douleurs diffuses associées à des signes de **fatigue intense et chronique**. La douleur est le symptôme principal, touchant les régions proches de la colonne vertébrale (nuque, épaules, entre les épaules, omoplates, dos…).

Cette douleur peut varier dans la journée en fonction du stress et de l'activité, mais globalement, les patients se plaignent d'avoir « **mal partout** ».

Des points douloureux sont détectés en palpant les muscles. La fatigue, ou l'asthénie, accompagne ces douleurs : station debout pénible, difficulté à se lever le matin…

Le retentissement psychologique est très important, d'autant plus que les troubles du sommeil empêchent toute période de récupération. L'anxiété, voire un état dépressif, survient très rapidement.

La fibromyalgie a longtemps été désignée par différents termes, dont le **syndrome polyalgique idiopathique diffus** (SPID), le rhumatisme musculaire chronique (1901), le rhumatisme psychogène (1960), la fibrosite (1983) et le rhumatisme des tissus mous[4].

[…] La cause exacte de la fibromyalgie n'est pas connue. On évoque une origine **psychosomatique** et un certain nombre de facteurs comme le stress, les **accidents ou encore les interventions chirurgicales**[5].

C'est là que l'hypnose prend toute sa place dans l'accompagnement pour la prise en charge de la douleur.

En avez-vous assez de ressentir les douleurs liées à la fibromyalgie?

Le traitement de la douleur par l'hypnose existe depuis très longtemps et est de plus en plus utilisé de nos jours pour le soulagement de la **fibromyalgie**.

---

[4] Santepratique.fr. « Fibromyalgie ». 15 avril 2016. <http://www.santepratique.fr/fibromyalgie.php#ris quesetoriginesdusyndrome>
[5] Idem 4.

Comme mentionné précédemment, il est essentiel de laisser à la douleur sa valeur de « signal » afin que vous ne vous blessiez pas et que la douleur liée à l'apparition de nouveaux symptômes ou à l'aggravation de votre état soit perçue et signalée.

Tout diagnostic médical appartient à votre médecin.

Plusieurs clients viennent me voir dans l'espoir de soulager leur douleur chronique. Parfois, ces personnes pensent que l'hypnose est magique, car elles ont entendu parler de ses bienfaits. Pourtant, cela est complètement erroné. Il s'agit d'une fausse croyance. Même en hypnose, il faut faire des efforts, car rien ne tombe du ciel. Un minimum d'investissement est requis.

Vous êtes invités à utiliser les stratégies et les ressources proposées à chaque étape de la prise en charge de votre maladie.

Mon approche est axée sur la reconnaissance des outils intérieurs de chaque individu. Ces ressources peuvent se réactiver et participer à la résolution de problèmes, dont la **fibromyalgie**.

C'est une méthode simple dont les effets sont ressentis rapidement.

Cette approche consiste à acquérir une expérience personnelle liée à sa propre douleur. Les rencontres ont lieu sur une base régulière, une fois par semaine, sur une période de six semaines.

Stratégies utilisées

Les moyens mis en œuvre comprennent des trucs, des stratégies et des suggestions hypnothérapeutiques **favorisant l'ouverture de la conscience sur la maîtrise de la douleur causée par la fibromyalgie.** Des stratégies liées à la prise en charge de la douleur chronique peuvent être utilisées pour soulager la fibromyalgie. Pour vous aider, vous pouvez vous référer aux chapitres 4 et 5, où vous trouverez des stratégies vous aidant à calmer vos douleurs.

Témoignages

« Je souffrais de **fibromyalgie** depuis plusieurs années. Je ne pouvais plus marcher et j'avais peine à bouger. Je perdais mon autonomie et les médicaments ne faisaient plus effet comme avant.

Après seulement trois rencontres en hypnose, j'arrive à maîtriser ma douleur.

Je peux enfin profiter de la vie et faire des activités avec mes petits-enfants. Merci, Benoît. »

Nancy, 57 ans

« Mon dos me faisait tellement mal que mon caractère jovial a été remplacé par la mauvaise humeur. J'ai retrouvé mon sourire et une meilleure qualité de vie en utilisant l'hypnose. »

Jules, 59 ans

Chapitre 4

Comment soulager vos douleurs?

Rien de plus simple que d'apprendre à diminuer, voire à soulager les douleurs chroniques par l'hypnose.

Plusieurs techniques peuvent être utilisées. Je vous en ai mentionné quelques-unes, telles que :

- la visualisation;
- la métaphore;
- les suggestions hypnotiques adaptées aux besoins de chaque personne.

Je prendrai le temps ici de vous partager deux techniques mentionnées au chapitre 1 que vous pourrez expérimenter et utiliser, soit **la technique par relâchement musculaire** et **la méthode par respiration.**

Ces techniques sont simples, rapides et efficaces.

La technique par respiration en 7 étapes

1. Éteignez tous les appareils à sonnerie.
2. Installez-vous confortablement, assis ou couché.
3. Prenez trois grandes respirations.
4. Respirez lentement, doucement et légèrement.
5. Focalisez votre attention tout simplement sur les sensations les plus agréables de votre corps.
6. Lorsque vous inspirez, envoyez ces sensations agréables vers l'endroit douloureux.
7. Recommencez plusieurs fois afin d'atteindre les résultats escomptés.

Pratiquez pour maximiser vos réussites. Lors de l'expiration, expulsez le malaise loin de vous.

Bonne expérimentation!

La technique par relâchement musculaire en 10 étapes

Qui dit douleur, dit tension, dit raideur.

1. Éteignez tous les appareils à sonnerie.
2. Installez-vous confortablement, assis ou couché.
3. Prenez trois respirations profondes. Vous pouvez consulter mon site[6] afin d'apprendre la respiration profonde.
4. Commencez à détendre tout votre corps en débutant par vos pieds ou votre tête.
5. Prenez soin de bien détendre tous les muscles de votre corps.
6. Lorsque vous avez détendu les muscles de votre corps, du plus petit au plus grand, revenez sur ceux qui nécessitent votre attention.
7. Concentrez-vous davantage sur ceux-ci. Imaginez votre muscle se détendre encore plus. Vous pouvez y ajouter un souffle, un vent de

---

[6] Benoît Boisvert hypnothérapeute.
<www.benoitboisverthypnotherapeute.com>

37

fraîcheur ou une chaleur provenant de votre respiration, selon vos besoins, pour faire ainsi diminuer la sensation de raideur et les tensions qui subsistent encore dans ce muscle.

8. Continuer à vous imaginer que cette tension diminue de plus en plus facilement et rapidement.

9. Lorsque vous avez fait le tour de toutes les tensions qui habitent votre corps, vous avez terminé l'expérience.

10. Vous devez faire cet exercice plusieurs fois par jour et chaque fois que vous sentez une tension ou une raideur prendre place dans votre corps.

Plus vous refaites cet exercice souvent, plus les effets sont rapides et efficaces.

Chapitre 5

La douleur et le stress

Il existe un lien direct entre le stress et la douleur. Vous n'avez qu'à observer certaines personnes se tordre de douleur quand vous leur racontez un témoignage d'accouchement, d'hameçon planté dans le doigt lors d'un voyage de pêche ou d'une coupure faite avec une lame de couteau, par exemple. Vous remarquerez que vous commencerez à avoir mal uniquement lorsque vous verrez la coupure ou le sang.

Pour ma part, vous n'avez tout simplement qu'à me parler d'un problème avec vos yeux pour que les miens coulent. J'imagine facilement les sensations désagréables et voilà, c'est parti! J'ai mal pour vous.

Le seul fait de se mettre dans la situation fictive et d'imaginer le stress occasionne des douleurs et des sensations.

Je vous propose donc une expérience de calme afin de diminuer vos douleurs et ainsi améliorer votre qualité de vie. Je vous le confirme : le **calme**, la relaxation et la détente sont accessibles!

Quelques manifestations du stress

Énormément de clients, jeunes et moins jeunes, viennent me voir parce qu'ils sont **stressés**. Vous savez, le **stress** n'a pas d'âge.

Certaines personnes n'en peuvent plus. Elles ont mal au ventre et ont des raideurs dans le dos, le cou et parfois tout le corps. Elles arrivent difficilement à dormir et leur sommeil est médiocre. Souvent, elles deviennent irritables, perdent même leur emploi ou réussissent très mal aux examens et échouent à l'école. Leur niveau de **stress** est tellement élevé qu'elles sombrent dans la dépression. Certaines perdent connaissance devant un examen et sont même envoyées à l'hôpital pour se faire dire que c'est le **stress** qui leur cause ces problèmes.

N'attendez pas de vivre ces émotions négatives ou de rendre les symptômes permanents. Agissez avant qu'il ne soit trop tard.

Laissez place à la détente, à la relaxation et au **calme**. Laissez-le vous envahir et faire partie de vous, de votre quotidien. Donnez-lui la place aux premières loges du spectacle de votre vie. Laissez partir le **stress** une fois pour toutes.

Comment se calmer et se détendre au quotidien?

Il existe plusieurs façons de réussir à ressentir le **calme**.

1- Le yoga est une approche intéressante qui comprend des exercices de respiration profonde, entre autres.

2- La méditation, pour ceux que cela intéresse, est une autre façon de faciliter la détente.

3- L'autohypnose est, pour moi, **la méthode** la **plus rapide** et **efficace** que je connaisse. Elle vous amène dans un état intérieur de détente, de relaxation et de calme en quelques minutes seulement.

L'autohypnose peut être pratiquée :

- dans le métro;
- dans l'autobus;

- avant une entrevue;
- avant un examen;
- avant d'entrer à la maison;
- avant d'aller chez le dentiste;
- avant une opération;
- en plein air;
- dans le confort de votre foyer;
- au bureau;
- à la toilette;
- etc.

L'autohypnose s'apprend rapidement. Une ou deux rencontres en compagnie d'un hypnothérapeute suffisent pour maîtriser la technique.

Il existe toutefois des contre-indications pour toutes ces méthodes ou techniques : vous ne pouvez pas les utiliser en conduisant un véhicule à moteur ou en utilisant des outils coupants.

Expérimentation de l'autohypnose par fixation en 8 étapes

1. Installez-vous confortablement, soit assis ou couché.
2. Choisissez un point, réel ou imaginaire, que vous pourrez fixer sur le mur ou le plafond juste au-dessus de votre regard naturel.
3. Fixez le point que vous avez choisi et prenez trois respirations profondes.
4. Comptez à rebours dans votre tête de dix à zéro en vous répétant à l'intérieur de vous le mot « calme », et ce, à chaque expiration.
5. Au compte de zéro, fermez les yeux. Vous êtes en autohypnose.
6. Pour revenir ici et maintenant, comptez de zéro à dix et au compte de dix, ouvrez les yeux. Vous êtes à nouveau en possession de tous vos moyens et pouvez reprendre vos activités normalement.
7. Vous vous sentirez beaucoup plus calme et détendu.
8. Refaites cet exercice aussi souvent que possible et à un moment, il

vous suffira de commencer le décompte pour entrer rapidement en autohypnose.

Bonne détente!

Je vous invite à visiter mon site Internet, www.benoitboisverthypnotherapeute.com, où vous trouverez toutes sortes de ressources gratuites et payantes dont des vidéos, des expériences et des exercices sur différents sujets.

Médiagraphie

Benoît Boisvert. 2016. *Benoît Boisvert hypnothérapeute.*
<www.benoitboisverthypnotherapeute.com>

ÉCOLE DE FORMATION EN HYPNOSE DU QUÉBEC. *Hypnose et réinterprétation de la douleur.* Cahier remis dans le cadre de la formation en gestion de la douleur.

IDS Santé. S.d. *Santepratique.fr.*
<http://www.santepratique.fr>

MARILLAC, Alain J. *Combattre la douleur avec l'hypnothérapie : La méthode de la relaxation immédiate.* Les Éditions Québécor, 2011.

MARILLAC, Alain J. *Se libérer par le souffle : Techniques de respiration.* Les Éditions Québécor, 2016.

MARTEL, Jacques. *Le grand dictionnaire des malaises et des maladies.* ATMA, 2007.

Passeportsanté.net. S.d. *La fibromyalgie*.
http://www.passeportsante.net/fr/Maux/Pr
oblemes/Fiche.aspx?doc=fibromyalgie_p
m